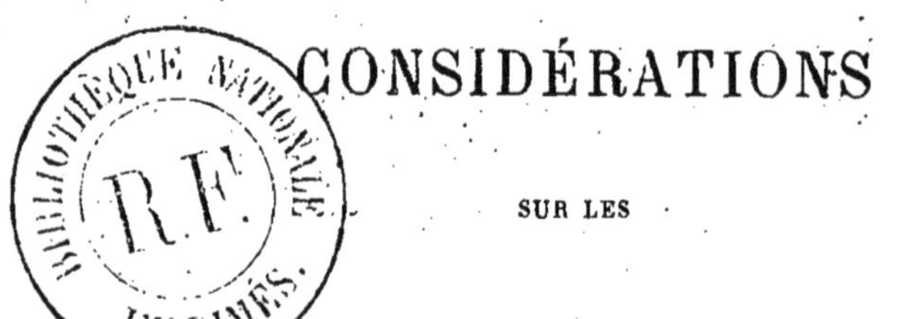

CONSIDÉRATIONS

SUR LES

PLAIES PAR ARMES A FEU

PAR

LE Dr M. V. P. LÉON SIMON,

EXTERNE DES HÔPITAUX,
ANCIEN AIDE-MAJOR AU 9e BATAILLON DES GARDES MOBILES DE LA SEINE
ET AU BATAILLON DES VOLONTAIRES DE SEINE-ET-OISE.

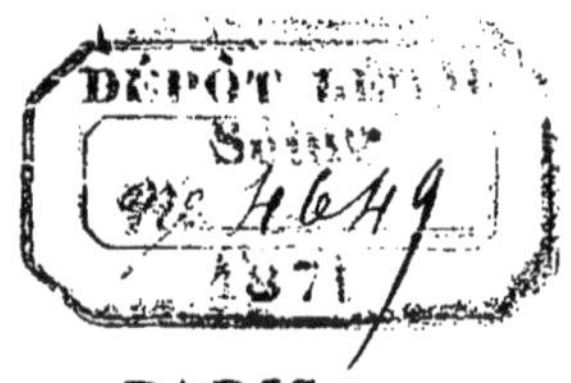

PARIS
J.-B. BAILLIÈRE ET FILS
LIBRAIRES DE L'ACADÉMIE DE MÉDECINE
19, rue Hautefeuille, près du boulevard St-Germain.

1871

A LA MÉMOIRE DE MON GRAND-PÈRE

LE DOCTEUR LÉON SIMON.

CONSIDÉRATIONS

SUR LES

PLAIES PAR ARMES A FEU

> « Il faut que la science qui peut sauver les hommes soit aussi avancée que celle qui s'ingénie à les détruire. »

L'opuscule que je soumets à l'appréciation de mes juges n'a pas la prétention de satisfaire à la maxime que j'ai choisie pour épigraphe, ni de faire progresser la science médicale jusqu'à la hauteur où le génie des hommes a élevé celle de la destruction. D'autres plumes plus exercées que la mienne ont déjà enrichi la littérature médicale de documents sur une guerre dont nous sortons à peine, et dont tant de blessés ne sont pas encore guéris. Je ne puis donc pas même revendiquer pour cette étude le mérite de la priorité, et si j'ai adopté un sujet traité tant de fois et avec tant de sagacité, c'est non pas dans l'espoir d'élucider à moi seul quelqu'un des nombreux desiderata qui obscurcissent encore l'histoire des plaies par armes à feu, mais avec le désir d'apporter mon modeste contingent de faits et d'observations à une question qui touche de si près aux intérêts de l'humanité et à laquelle tous les médecins français ont été plus spécialement initiés par de si cruels enseignements.

Attaché au neuvième bataillon de la garde mobile de la Seine, sous les ordres du commandant Thiéry, je n'ai eu à donner que les premiers soins aux blessés : condition désavantageuse si j'avais dû décrire la marche des affections traumatiques, condition favorable au contraire quand il s'agit d'apprécier les effets immédiats des projectiles et de rechercher si, de nos jours, ces effets diffèrent sensiblement de ceux produits en des temps où les armes à feu n'étaient pas aussi perfectionnées.

Ce travail se partage naturellement en deux chapitres : l'un consacré aux plaies par balles, l'autre aux plaies par éclats d'obus.

Si j'avais dû me borner à relater les observations des gardes mobiles du bataillon auquel j'étais attaché, mon bagage serait plus léger. Mais je dois à la bienveillance de M. le Dr Baquié, médecin-major de la marine et chef de l'infirmerie du fort de Vanves, d'importants détails sur tous les blessés de la garnison. Pendant cinq mois M. Baquié nous a donné l'exemple du courage et du dévouement, il ne nous a pas non plus ménagé les enseignements les plus utiles. Qu'il me permette de le remercier particulièrement d'avoir laissé toutes ses notes entre mes mains et de dire que ces *considérations* sont un faible reflet de sa pratique, dont j'ai été heureux de me trouver le témoin et le coopérateur.

Je me fais également un devoir d'adresser l'expression de ma reconnaissance à M. le Dr Champouillon, médecin en chef de la garde mobile, pour le soutien qu'en toute occasion j'ai trouvé auprès de lui ; c'est à sa décision que je dois d'avoir été placé dans un milieu qui m'a permis d'étudier expérimentalement le sujet de ma thèse inaugurale.

CHAPITRE PREMIER.

Pour être complet, ce travail devrait comprendre les blessures dues à l'arme blanche aussi bien que celles qui sont dues au fusil et au canon, mais les Prussiens n'ayant eu garde de tenter l'assaut de nos forts, je n'ai pu constater les terribles plaies que cause l'attaque à la baïonnette. Je m'en tiens donc à la division que j'ai établie tout d'abord.

PLAIES PAR BALLES.

§ I. *Exposé des faits.* — Les blessures de ce genre que j'ai eues à soigner avaient été reçues pendant les engagements de Châtillon et de Bagneux, ou durant le service d'éclaireurs auquel participait chaque nuit quelque détachement de la garnison du fort. Ces faits sont au nombre de 23 : 18 furent causés par des balles de chassepot ou de fusil Dreyse, 1 par revolver, 4 par fusil de rempart. Ce dernier engin ne fut guère employé par l'ennemi que pendant le bombardement.

Le tableau suivant résume ces diverses observations.

NATURE DES LÉSIONS.				NOMBRE total des blessés.	GUÉRIS.	MORTS.	Blessures dont l'issue est inconnue
Face	Plaie par balle tirée à bout portant; projectile entré par le côté droit de la face; en avant de l'angle de la mâchoire, sorti par le côté opposé. Fracture comminutive du maxillaire inférieur			1		1	
Poitrine.	Plaies superficielles	Simple.	Coup de feu au côté gauche, au niveau de la huitième côte; la balle a fait séton	1			1
		Compliquée.	Plaie au côté droit du thorax. La balle, après avoir produit cette lésion, a traversé le bras où elle a fracturé comminutivement le cubitus au tiers inférieur	1	1		
	Plaies pénétrantes			3	1	2	
Dos	Contusion par une balle morte			1	1		
Ventre	Plaie pénétrante. Coup de feu à la région hépatique; foie probablement traversé. Symptômes de péritonite dès les premiers moments qui ont suivi l'accident			1		1	
Épaule	Plaie compliquée. Balle entrée par la partie postéro-externe du bras droit, sortie par le creux qui sépare le moignon de l'épaule de la région thoracique. Trajet à 1 centimètre au-dessous de la voûte acromio-claircuIaire. Fracture de la tête de l'humérus. Engourdissement du bras, sans qu'on puisse affirmer qu'un tronc nerveux ait été divisé. Les gros vaisseaux sont intacts, mais l'artère acromio-thoracique est probablement atteinte			1	1		
Bras	Plaie simple			1			1
Avant-bras.	Plaies compliquées de fracture			2	2		
Main	Plaie de la masse charnue située entre le pouce et l'index, compliquée par la présence de fragments de balle et d'éclats de bois			1	1		
Doigt	Plaie en séton, par balle de révolver, au niveau de la première articulation phalangienne du médius gauche. Ouverture d'entrée à la partie interne, de sortie à la face dorsale			1	1		
Cuisse	Contusions par balles mortes			2	1		1
	Plaies simples			3	3		
Jambe	Plaies simples			1	1		
	Plaie compliquée de la présence de la balle			1			1
Pied	Plaies compliquées de fracture ou d'hémorrhagie			2			2
Total				23	13	4	6

§ II. *Déductions pathologiques.* — Une fait ressort de ce tableau, je veux dire la rareté de la présence du projectile dans la plaie et la fréquence des fractures. Sur vingt-trois cas, la balle n'est restée qu'une fois dans les tissus, tandis que chaque fois que l'os a été atteint, *il s'est trouvé brisé comminutivement.* Ces deux circonstances s'expliquent par la longue portée des armes et la force de projection qui en résulte (1). Les combattants se trouvant presque toujours à demi-portée de fusil au plus, la balle conserve toute sa force et franchit, sans s'y arrêter, les parties dans lesquelles elle pénètre, à moins que, dirigée très-obliquement, elle n'ait à traverser une longue suite de tissus. Ainsi, M. Ricord a observé un sujet chez lequel le projectile entré par les parois latérales de l'abdomen était resté dans les corps caverneux; un autre auquel la balle, ayant traversé la partie antérieure de la cuisse gauche avait enlevé une portion du testicule, puis s'était arrêtée dans l'épaisseur de la cuisse droite. Les régions renfermant plusieurs plans osseux présentent aussi des obstacles qui résistent à la vitesse la plus rapide que puissent communiquer aux balles les armes portatives. MM. Ricord et Bastien, par exemple, ont dû faire deux résections de la tête de l'humérus pour extraire des projectiles logés dans le fond de l'articulation de l'épaule. Ajoutons, par parenthèse, que les deux réséqués ont guéri (2).

Aussi voit-on rarement ces trajets demi-circulaires ou circulaires, décrits par des balles contournant les os du

(1) Le fusil Chassepot porte à 1200 mètres, le fusil Dreyse à 6 ou 800.

(2) *Gazette des hôpitaux*, n° du 9 mars 1871, p. 115.

crâne, du bassin, ou les diverses surfaces courbes de l'économie; leur forme et leur mouvement ne se prêtent plus à ces sortes de déviations, M. Legouest l'a parfaitement expliqué dans son *Traité de chirurgie d'armée*. De même, on voit moins souvent les balles traverser les os et y creuser des pertes de substance à contours nets, comme à l'emporte-pièce, lésion dont Jobert (de Lamballe) a donné un dessin dans son *Traité des plaies d'armes à feu*. De pareils accidents ne peuvent guère se produire désormais. Maintenant, lorsqu'une balle frappe un os, elle le fracture, et la fracture est le plus souvent comminutive. S'il arrive que l'os ne soit pas brisé en fragments multiples, on voit néanmoins la fracture se prolonger en divers sens, ce qui confirme cette observation de Guthrie: « Les fractures s'étendent beaucoup au-dessus et beaucoup au-dessous de la partie immédiatement frappée par la balle, et, autant qu'il m'a été possible de m'en assurer en examinant les membres qui avaient été amputés, elles gagnent plus en bas qu'en haut; si bien que, dans une fracture du milieu de la cuisse, j'ai vu souvent les fissures s'étendre jusqu'aux condyles et causer l'ulcération des cartilages de l'articulation du genou. »

Cette force de projection des balles amène encore d'autres résultats qui dépendent aussi de la composition du projectile. On sait que les balles actuelles sont de forme cylindro-conique, ayant à leur base un diamètre de 17 millimètres environ. Composées d'un plomb très-malléable, elles se déforment aisément quand elles rencontrent un obstacle qu'il leur est impossible de traverser. Alors elles s'aplatissent à leur sommet, tandis que le culot, obéissant à son inertie, comprime la partie antérieure, laquelle, soumise ainsi à une double pression, s'aplatit et s'étale. La conséquence de cette double pression est de déformer la balle, qui prend la forme d'un champignon dont le chapeau se sépare facilement de la tige, au niveau de son collet. Le chapeau lui-même étant très-fissuré, se divise en éclats multiples, ce qui augmente encore les chances de destruction. Il faut ajouter que, si la balle est venue frapper un arbre ou une pierre, elle fera voler des éclats dont le soldat peut être atteint. L'observation suivante se rapporte à un fait de ce genre.

Obs. Ire. — M. d'Anthoine, lieutenant au 9e bataillon de la garde mobile, étant en service d'éclaireur fut blessé par un coup de feu pendant la nuit du 7 au 8 octobre 1870. La balle frappa d'abord son fusil, qu'il tenait comme lorsque l'on croise la baïonnette, et brisa son arme en se brisant elle-même; puis des éclats de bois, de fer et de plomb entrèrent dans la main droite, entre le pouce et l'index, où ils firent une plaie linéaire, à bords déchirés, longue d'environ 4 centimètres. Les parties molles étaient seules intéressées, artères, nerfs et os restaient intacts. Notre médecin-major, le Dr Baquié, fit immédiatement l'extraction des corps étrangers dont il put constater la présence et qu'il lui fut possible d'atteindre, puis appliqua un pansement à l'eau froide. La balle et le bois du fusil s'étaient en quelque sorte émiettés, au grand détriment de la main du blessé, qui avait reçu de la sorte une multitude de petits fragments. M. d'Anthoine fut envoyé à l'une des nombreuses ambulances de Paris le jour même qui suivit sa blessure. Quarante-huit heures après, un nouveau corps étranger était extrait; le malade alla mieux ensuite, mais sa plaie restait toujours béante, donnant issue à un pus séreux, et demeurait très-douloureuse à la pression, en même temps que les tissus s'induraient tout autour. Le malade rentra cependant au fort le 29 octobre. Au lieu de garder, selon mon conseil, le bras en écharpe, il reprit son service comme s'il était bien guéri. La plaie se rétrécit de plus en plus, mais il resta encore une petite ouverture par laquelle s'échappait le pus et qu'une croûte fermai de temps en temps; alors la peau rougissait alentour et la fluctuation devenait très-manifeste. Une fois même il se forma un véritable abcès que je fus obligé d'inciser. Les bords de l'incision devinrent calleux et la plaie s'agrandit. Quand des parcelles de bois s'échappaient avec le pus, cette élimination était suivie d'un peu de soulagement. Dans les premiers jours de décembre, une nouvelle complication survint, ce fut une angioleucite qui occupa tout le membre supérieur et fut accompagnée d'engorgement douloureux des ganglions axillaires. Cette complication céda au bout d'une dizaine de jours aux onctions mercurielles et aux cataplasmes. Dès ce moment, la cicatrisation fit de rapides progrès, mais la plaie ne se ferma complétement qu'à la fin de janvier 1871, après l'élimination du dernier corps étranger. Il s'est fait une cicatrice linéaire de 1/2 centimètre qui ne gêne en rien les mouvements d'opposition du pouce. M. d'Anthoine, de constitution athlétique, supporta cette succession d'accidents sans que son état général s'en ressentît.

Obs. II. — Delestre, garde mobile à la 4e compagnie du 9e bataillon, fut frappé en service d'éclaireur dans la nuit du 11 au 12 janvier. Un fragment de balle l'atteignit à l'épaule droite, dans le creux sus-claviculaire, et alla se loger sous la peau du dos, entre le rachis et le bord spinal de l'omoplate, au niveau de l'épine de cet os. Dans son trajet, le projectile rasa le sommet du poumon, ce qui causa, pendant les premières heures, une légère hémoptysie et un point pleurétique de courte durée. La plaie était si étroite que je la crus faite par une balle de revolver, mais le corps étranger, enlevé le surlendemain de la blessure, à l'aide d'une incision pratiquée dans le dos, s'est trouvé un fragment de balle de fusil. La balle avait sans doute été brisée contre un obstacle quelconque avant de rencontrer notre garde mobile. J'ai su que la guérison était survenue sans accidents dignes d'être rapportés.

§ III. *Plaies par balles de fusil de rempart.* — Les observations qui précèdent se rapportent à des balles lancées par des fusils Dreyse; celles que causent les fusils de rempart sont encore plus graves. Leurs balles sont en fonte, non en plomb, elles ont la forme olivaire; leur axe a 6 centimètres, leur plus grand diamètre transversal est plus étendu que celui des balles du fusil tansformé, elles pèsent 95 grammes. Leur force de projection étant considérable et le métal n'étant pas malléable, les blessures qu'elles font sont plus étendues et plus dangereuses que celles de toute autre arme portative. Les faits suivants en sont la preuve.

Le 18 novembre 1870, à onze heures du matin, les gardes mobiles Juge et Dupont, de la 8e compagnie du 9e bataillon, se mettaient en rang l'un à côté de l'autre pour répondre à l'appel. Juge était déjà à sa place, Dupont était près de lui, le dos correspondant au côté droit de son voisin. Ils poussèrent tous deux subitement un cri de douleur et tombèrent. On les transporta aussitôt à l'infirmerie où je constatai les blessures suivantes :

Obs. III. — Juge : Plaie assez régulièrement circulaire, à bords nettement découpés, située au bas-ventre, immédiatement au-dessus des poils du pubis, un peu à droite du plan médian du corps. Trajet en séton, oblique de haut en bas et de dedans en dehors, s'ouvrant à la partie externe de la hanche droite, au devant du grand trochanter, par une plaie allongée dans le sens vertical et de 2 à 3 centimètres. Pas de fracture de l'os iliaque ni du fémur ; pas de lésion des viscères abdominaux, qui ne font pas hernie à travers les ouvertures. Cette dernière particularité permet de conjecturer que la paroi abdominale n'a pas été perforée dans toute son épaisseur et que le péritoine est intact; cependant, en promenant les doigts sur la région correspondant au trajet que nous venons de décrire, on sent distinctement la crépitation caractéristique de l'emphysème. L'avant-bras, que la balle avait atteint ensuite, présente des lésions beaucoup plus graves encore que les précédentes : à la jonction du tiers inférieur avec le tiers moyen de ce membre se trouvent deux énormes plaies d'au-moins 6 centimètres chacune, la première antéro-externe, l'autre postéro-interne. Les muscles sont largement déchirés, le cubitus et le radius fracturés comminutivement; deux lambeaux de tendons pendent au dehors de la plaie postéro-interne, ce sont les tendons des extenseurs de l'index et du médius. Le blessé est pâle, un peu abattu par la commotion qui accompagne d'ordinaire les plaies par armes à feu. Son pouls est petit et il paraît souffrir vivement des parties frappées, bien qu'il se plaigne peu. C'est d'ailleurs un garçon bien constitué, à la physionomie énergique; il n'a pas beaucoup plus d'une vingtaine d'années.

Ces dernières ciaconstances nous permirent de ne pas renoncer à tout espoir de salut, bien que tant et de si graves blessures compromissent la vie du blessé.

L'amputation était indiquée ; cependant deux raisons empêchèrent M. le Dr Baquié de la pratiquer : la plaie de l'abdomen lui paraissait très-grave, et il n'était guère utile d'ajouter aux souffrances du patient celles d'une amputation dont le succès était très-problématique; puis une voiture d'ambulance, que nous avions réclamée, devait arriver dans un très bref délai (1), il n'y avait donc pas d'inconvénient à retarder l'opération jusqu'au moment où le blessé serait installé définitivement dans un lit d'hôpital. Nous nous bornâmes à panser les plaies avec de la charpie imbibée d'eau froide et à immobiliser le

(1) Le service d'enlèvement des blessés a été fait par M. le Dr Valdès, médecin des ambulances de la Presse, pour les forts de Vanves, de Montrouge et d'Issy. M. le Dr Valdès s'était installé à cet effet dans l'avenue de Châtillon, et il est venu lui-même, chaque jour, au plus fort du bombardement, chercher nos blessés avec un courage et une abnégation qui resteront toujours présents à la mémoire de chacun de nous.

membre avec des attelles. Un résultat inespéré a justifié la prudente réserve de notre chef de service.

Juge fut transporté à l'ambulance de l'École des ponts-et-chaussées, une heure après l'accident, et placé dans le service de M. Demarquay. Celui-ci déclara que la plaie de l'abdomen, n'était pas pénétrante et que le bras pouvait être conservé ; il plaça le membre dans un appareil inamovible. Un mois après, le blessé se trouvait dans un état satisfaisant : la plaie abdominale s'était cicatrisée rès-rapidement; le bras suppurait abondamment, mais l'état général n'était pas altéré d'une façon inquiétante. Vers le milieu du mois de janvier dernier, il commençait à sortir, et aujourd'hui il est guéri, possesseur de son bras, duquel il peut se servir, car il a conservé les mouvements des doigts, à l'exception de l'index et du médius, dont les tendons extenseurs avaient été divisés par la balle et qu'il avait fallu couper dans une assez grande étendue pendant le premier pansement.

La balle, après avoir causé tant de ravages sur un seul individu, conservait encore assez de force pour en blesser un autre, mais celui-ci beaucoup plus légèrement.

Obs. IV. — Dupont, frappé en même temps que son camarade, a le même âge; il présente tous les attributs du tempérament lymphatique : cheveux d'un blond très-clair, blancheur des téguments ; il est maigre, élancé, à poitrine étroite, et supporte plus difficilement que ses compagnons les fatigues de la vie militaire; aussi l'ai-je déjà vu plusieurs fois à la visite et traité pour l'anémie et diverses indispositions qui avaient nécessité quelques exemptions de service.

C'est à la face postérieure de la cuisse qu'il avait été atteint, vers le milieu de la hauteur du membre. En le déshabillant, on trouva dans ses vêtements le corps du délit tel que je l'ai décrit avant d'entrer dans le détail des observations présentes. Il n'y avait pas de plaie, on ne voyait que les signes d'une violente contusion, c'est-à-dire une ecchymose oblongue, à grand diamètre, perpendiculaire à l'axe de la cuisse, et dont les contours dessinaient assez exactement la forme du projectile, particularité qui s'accusa davantage le lendemain, l'ecchymose ayant pris une teinte plus foncée.

Cette lésion me parut légère et je crus que quelques jours de repos suffiraient pour en détruire les effets. Gardé deux jours à l'infirmerie, le blessé obtint, le 20 novembre, la permission de passer quarante-huit heures dans sa famille et ne revint pas au fort. Sa blessure ne s'améliorant pas, il avait dû entrer à l'hôpital, où il est resté jusqu'au 13 février. L'attrition des tissus situés sous la peau avait été telle qu'une partie en avait été mortifiée, d'où un travail d'élimination qui a retardé de deux mois la guérison.

Si la première des deux observations précédentes est consolante pour le chirurgien parce qu'elle lui révèle les ressources infinies dont la nature dispose pour la conservation des individus, la seconde, au contraire, rappelle combien il faut être réservé sur le pronostic des plaies par armes à feu, alors qu'elles paraissent légères au premier coup d'œil. Tous les auteurs ont du reste insisté sur la gravité habituelle de ces sortes de plaies et sur la large part qu'il faut faire à l'imprévu en semblables circonstances. On trouve dans le traité de Jobert (de Lamballe) la relation d'un cas analogue à celui du sujet de l'observation III, mais sans lésion du bras. Il s'agit d'un homme blessé par une balle morte qui vint frapper la partie inférieure de l'abdomen, fut réfléchie par les aponévroses des muscles larges, sillonna les parties molles au-dessus du pubis, contourna le fémur et vint se placer en dehors de la cuisse dans l'épaisseur du vaste externe. Lancé par un fusil ordinaire, le projectile s'arrêta dans sa course; au contraire, dans le fait que je viens de citer, la balle de fusil de rempart, n'ayant pas épuisé sa vitesse initiale, franchit les parties molles, put fracasser les os et venir ensuite s'arrêter dans l'épaisseur des vêtements du second blessé, mais non sans l'avoir fortement contusionné.

Chez le garde mobile Juge, la plaie se rapportait entièrement aux descriptions classiques, devenant de plus en plus large à mesure qu'on approchait de l'ouverture de sortie. Celle-ci donnait issue à de vastes lambeaux de parties molles. La blessure formait, considérée dans son ensemble, un cône creux, canaliculé, dont le sommet répondait à l'entrée et la base à la sortie de la balle, l'ouverture de sortie ayant au moins trois fois l'étendue de la première. Ce canal était très-long, conformément au principe posé par Jobert, que « la plaie de sortie est d'autant plus grande relativement à celle d'entrée que le canal qui les sépare est plus étendu. »

La guérison inespérée de ce blessé est un succès important à enregistrer en faveur de la chirurgie conservatrice, mais un si beau résultat n'est malheureusement pas aussi fréquent qu'on voudrait l'obtenir, et pour l'observation suivante, la guérison s'est fait plus longtemps attendre que ne semblait le comporter la lésion.

Obs. V. — Leclère, garde mobile à la 2e compagnie du 9e bataillon, fut blessé par un coup de feu pendant la nuit du 26 au 27 décembre, comme il se trouvait en service d'éclaireur. La balle (balle ordinaire), tirée de haut en bas, frappa d'abord le fourreau du sabre-baïonnette de Leclère, qui était couché à terre en ce moment, et rasa simplement la face externe de la cuisse gauche, au niveau du tendon du biceps crural, un peu au-dessus de l'insertion du ligament latéral externe. Le derme seul étant entamé et n'ayant qu'une solution de continuité circulaire, d'un centimètre de diamètre, la plaie paraissait légère. Dès le lendemain matin, le blessé fut à Paris à pied ; il marcha beaucoup, malgré ma défense, et cette imprudence retarda sa guérison. La plaie s'élargit notablement pendant plusieurs jours, des détritus de tissu cellulaire et de tissu élastique furent éliminés, et, le 8 janvier, l'inflammation locale étant toujours très-intense, Leclère, soigné d'abord à l'infirmerie, fut envoyé à l'hôpital. La gaîne tendineuse du biceps participa à l'inflammation de la blessure, de sorte qu'il se forma un petit abcès suivi de rétraction du tendon, complication grave et inattendue d'une plaie en apparence insignifiante au début. Cette rétraction dura peu, il est vrai : le 16 février, le blessé sortit de l'hôpital, boitant encore, la plaie n'étant pas complétement cicatrisée ; mais bientôt après elle se fermait, la claudication restait à peine sensible et il n'attendait plus que l'occasion de reprendre son état.

Obs. VI. — M. Vilbert, capitaine d'artillerie, commandait ses canonniers sur le rempart, le 5 janvier 1871, premier jour de bombardement du fort de Vanves, lorsqu'il fut frappé à la région de l'épaule gauche et amené immédiatement à l'infirmerie. Il se croyait atteint par un éclat d'obus, mais, voyant, après l'avoir déshabillé, deux ouvertures diamétralement opposées, nous ne pûmes douter qu'une balle en fût la cause. Les dimensions énormes des plaies, jointes à cette circonstance que l'ennemi, posté dans les maisons de Châtillon, tirait de nombreux coups de fusil de rempart pour rendre encore plus périlleux les abords du fort, nous forcèrent de conclure que c'était une balle d'un de ces fusils qui venait de frapper notre capitaine. L'ouverture d'entrée était située au-dessous de la clavicule, celle de sortie dans la région sus-épineuse, plus près du moignon de l'épaule que du rachis. Toutes deux étaient très-larges et à peu près de même dimension. Le projectile n'avait pas pu traverser cette région sans fracturer l'omoplate ni ouvrir quelques vaisseaux ; cependant une exploration attentive ne révela la présence d'aucun corps étranger. L'artère et la veine sous-clavières étaient intactes ainsi que les gros troncs nerveux du plexus brachial. Le blessé était dans un état de prostration de mauvais augure; sa face était pâle, le pouls petit.

Des plumasseaux de charpie imbibée d'eau froide furent appliqués sur les plaies, mais ils n'empêchèrent pas une hémorrhagie assez abondante, qui s'écoula en nappe à travers l'ouverture de sortie, environ une heure après le premier pansement. Cet écoulement fut arrêté, non sans peine, à l'aide d'applications de perchlorure de fer et d'amadou, et le blessé transporté à Paris. Nous apprîmes le surlendemain la nouvelle de sa mort.

Obs. VII. — Harivel, garde mobile à la 5e compagnie du 9e bataillon, revenant de Paris, où il avait été envoyé pour affaires de service, le 12 janvier 1871, en se jetant à terre pour éviter un obus, se fit une coupure au doigt contre un objet tranchant caché dans la neige qui couvrait le sol. Par une malheureuse coïncidence, il fut blessé au même moment à la jambe, mais il n'y fit pas attention tout d'abord. Voyant le sang couler, il crut avoir une simple écorchure comme à la main, et appliqua dessus son mouchoir sans me montrer sa plaie. Il continua ainsi son service jusqu'à la conclusion de l'armistice et ne commença à prendre du repos que le 29 janvier; c'est seulement le 1er février qu'il me fit appeler et demanda à être admis dans un hôpital.

Je reconnus alors que sa seconde blessure avait été produite par une balle; celle-ci avait fait séton et avait traversé la jambe horizontalement vers le milieu de sa hauteur, en dehors du tibia et du péroné qui n'étaient pas fracturés. L'ouverture d'entrée, située en avant, très-large, régulièrement circulaire, avait 2 à 3 centimètres de diamètre; celle de sortie était plus étroite, située en arrière. Le blessé fut soigné au Val-de-Grâce jusqu'au 8 mars et revint me trouver le 13 parce qu'il était sorti trop tôt et désirait retourner à l'hôpital. En effet, la plaie d'entrée était encore très-large, remplie par des bourgeons charnus et tout autour les téguments étaient luisants, d'un rouge-brique, révélant ainsi combien ils avaient été contus. La plaie de sortie était à peu près fermée. Le blessé était en somme en voie de guérison, mais, comme la marche et de nouvelles imprudences auraient pu lui être très-préjudiciables, je lui donnai un second bulletin d'hôpital et il a parfaitement guéri depuis, car je l'ai retrouvé au mois de mai dans le bataillon des volontaires de Seine-et-Oise.

Les quatre observations que je viens de faire connaître au sujet des balles de fusil de rempart démontrent, ainsi que je l'ai dit, que les lésions produites par ces projectiles sont plus considérables et plus étendues que celles des balles ordinaires. Cette différence tient à leur volume et à leur composition. Faites avec un métal très-dur, elles brisent tout ce qui se trouve sur leur passage sans se déformer, se diviser ou dévier de leur direction.

§ IV. *Dimensions relatives des ouvertures d'entrée et de sortie.* — La comparaison des ouvertures d'entrée et de sortie des balles est un point sur lequel tous les chirurgiens ont donné leur avis, et il faut avouer qu'il existe entre eux une grande divergence. Dupuytren et quelques-uns de ses disciples, puis M. Nélaton, appliquant aux parties molles les effets des balles sur les corps d'une consistance homogène, tels que des cibles en bois ou des arbres, professaient que la plaie de sortie est constamment plus étendue que celle d'entrée. Jobert était du même avis en 1833, mais en 1849 ses observations l'avaient amené à modifier son opinion. Blandin déclarait à l'Académie, lors de la discussion qui s'éleva en 1849 sur les plaies par armes à feu, que l'ouverture d'entrée est toujours plus grande que celle de sortie, à moins toutefois que le projectile n'ait agi sur les téguments d'une manière oblique à leur surface. Velpeau et Bégin étaient du même avis. Voici enfin, sur ce sujet, les principes qui ont été posés le plus récemment, nous les empruntons à M. le professeur Tardieu (1) : Quand le coup a été tiré de très-près (jusqu'à 3 mètres environ), l'ouverture d'entrée est plus large que celle de sortie ; à moyenne distance, les deux plaies sont de dimension égale ; de loin, la plaie d'entrée est, le plus souvent, plus petite que celle de sortie ; mais si le projectile, ayant perdu de sa force, rencontre des parties dures avant les parties molles (comme à la face, à la poitrine), l'ouverture d'entrée pourra être la plus large.

Ces données ne sont pas absolument exactes ; il est impossible de formuler, sur les dimensions relatives des ouvertures d'entrée et de sortie, des lois sous lesquelles on puisse ranger tous les cas qui se présentent, parce que la qualité de l'arme, la qualité et la quantité de la poudre, la nature et la forme du projectile, la distance d'où il a été lancé, sa force, la nature des vêtements qu'il a rencontrés, l'angle sous lequel il a frappé, et principalement l'organisation et la forme de la partie du corps qu'il a atteinte, toutes ces conditions si diverses concourent à varier à l'infini la configuration des plaies.

Après de nombreuses expériences faites sur le cadavre, M. le Dr Huguier a posé les conclusions suivantes ; je les transcris tout au long, parce qu'elles ont été confirmées par les faits dont j'ai été témoin :

(1) Nouveau dictionnaire de médecine et de chirurgie, art *Blessures*.

« La plaie d'entrée peut être égale à celle de sortie; elle peut être plus petite ou plus grande.

« Ces deux plaies sont égales, lorsque les tissus ui répondent aux deux ouvertures sont également souples et doux, que la vitesse et la force de la balle sont à peu près les mêmes au moment de son entrée et de sa sortie, qu'enfin il ne siége pas d'os sous la peau.

« La plaie d'entrée est plus petite que celle de sortie dans les cas suivants : 1° quand la balle, en sortant, a perdu beaucoup de sa force et rencontre des os immédiatement au-dessous de la peau; 2° quand elle traverse et pousse au-devant d'elle des tissus beaucoup plus denses que ceux qu'elle a rencontrés en entrant; 3° quand elle chasse au-devant d'elle des esquilles; 4° quand la balle s'est aplatie, déformée, en traversant les tissus; 5° quand, en entrant à travers des tissus souples et doux, elle ressort perpendiculairement par des tissus plus résistants; 6° quand la partie frappée par la balle est soutenue moitié par des chairs, moitié par des os.

« La plaie d'entrée est plus grande : 1° lorsque la balle, en entrant dans l'économie, frappe sur un os résistant, dense et compacte, voisin de la peau et éloigné de l'ouverture de sortie » (c'est le cas signalé par M. Tardieu); « 2° lorsque la balle, n'arrivant pas bien perpendiculairement, rencontre sous la peau une aponévrose très-épaisse, un tendon fort résistant, qui l'ont fait hésiter et s'arrêter dans sa marche; 3° lorsque le coup est tiré de très-près, que la balle et la bourre entrent dans les parties et que la balle est seule; 4° lorsque la balle entraîne avec elle des portions de vêtement, des boutons, etc., qu'elle abandonne pour sortir seule; 5° lorsqu'en entrant, elle frappe obliquement sur un os, un tendon ou une aponévrose très-forte qu'elle n'a pas traversés, mais sur lesquels elle a glissé; 6° lorsque la balle, après s'être aplatie en entrant ou dans son trajet, s'est divisée et qu'il n'en est sorti qu'une petite portion; 7° si le projectile est un corps irrégulier, une balle allongée, aplatie, armée d'un appendice qui entre par son grand diamètre et ressort par le petit (1). »

Je n'ai vu qu'une fois l'ouverture d'entrée notablement plus petite que celle de sortie. Dans tous les autres cas, le rapport était inverse ou les deux plaies étaient sensiblement égales : aussi, je crois que, pour le diagnostic des plaies d'entrée et de sortie, il ne faut pas se baser sur leurs dimensions relatives. Il y a des caractères qui, bien que non constants, suffisent, par leur ensemble, pour les différencier. La plaie d'entrée est généralement avec perte de substance, plus ou moins ecchymosée ou gangrenée; celle de sortie est avec lambeau, et l'on voit saillir au dehors les tissus entraînés par la balle, tels que tendon, aponévroses, graisse, etc.; et surtout la peau qui la limite présente toujours des fissures rayonnées partant des bords et s'étendant plus ou moins loin. L'ouverture d'entrée présente rarement de ces fissures, et elles sont toujours moins longues que celles de l'ouverture de sortie. Enfin, quand il est possible de compléter et de préciser le diagnostic par l'examen des vêtements, cet examen lève tous les doutes.

Une dernière question en terminant cette première partie : est-il toujours possible, d'après l'inspection des

(1) *Bulletin de l'Académie de médecine*, tome XIV, pages 25 et suiv.

deux plaies, de dire quelle était la dimension du projectile qui les a produites?

D'après ce que nous venons de dire, il est facile de conclure que non. En effet, les deux plaies sont égales au calibre de la balle, ou plus grandes ou plus getites, selon sa direction et selon l'adhérence plus ou moins grande du derme aux tissus sous-jacents. J'ai vu une balle de revolver faire, sur le côté externe du médius gauche, deux plaies presque linéaires, certainement plus étroites qu'elle. Ce fait se présente souvent lorsque le projectile atteint le blessé très-obliquement; l'élasticité du derme en est la cause.

La seule inspection des plaies ne peut donc donner qu'une idée très-vague du calibre du projectile qui les a produites (1).

(1) V. *Compendium de chirurgie*, tome Ier, par MM. Bérard et Denonvilliers.

CHAPITRE II.

PLAIES PAR PROJECTILES D'ARTILLERIE.

§ I. *Exposé des faits.* — Je n'ai observé de blessures par projectiles d'artillerie que pendant le bombardement du fort de Vanves. Commencé le 5 janvier, à huit heures du matin, ce bombardement formidable a duré jusqu'au 26 à minuit. Il a été caractérisé par l'emploi des pièces du plus fort calibre du système Krupp, pièces qui n'ont pas encore vu leurs pareilles dans les guerres sur le continent, et n'avaient été destinées jusqu'à présent qu'à traverser le blindage des vaisseaux cuirassés. Par leur énorme portée et leur proximité du but, ces canons devaient produire sur nous des effets terribles. La batterie la plus rapprochée du fort de Vanves n'en était pas à plus de 1,000 mètres, et l'on évalue à 1,800 mètres la distance de la plus éloignée. Les projectiles qui tombaient dans notre fort étaient donc animés d'un vitesse excessive, ce qui ajoutait à la violence du choc.

Il n'entre pas dans mon sujet de faire une description détaillée des canons Krupp, mais comme les obus employés de nos jours diffèrent considérablement, dans leur forme et dans leurs effets, des boulets pleins et sphériques employés autrefois, et qui ont été le sujet de la plupart des descriptions classiques, je crois devoir exposer succinctement les particularités qui sont de nature à modifier l'effet de leur choc sur les êtres vivants (1).

Les obus Krupp diffèrent des obus français, dont la forme est connue de tout le monde, par le manchon de plomb dont ils sont revêtus et qui est destiné à remplir hermétiquement les rayures de la bouche à feu. Des aspérités régulièrement alignées, faisant une saillie plus ou moins prononcée, selon les calibres, empêchent le glissement de cette enveloppe. Le culot de ces obus varie de 86 millimètres, 5 à 228 millimètres, 6 ; leur hauteur est en rapport avec le calibre ; ceux de 228 millimètres sont hauts de 55 centimètres et pèsent 124 kilogrammes 575 grammes. Or, comme ils se divisent généralement en peu d'éclats, on peut juger que le poids moyen d'un de ces fragments égale au moins, s'il ne le dépasse, celui des anciens boulets pleins.

La force prodigieuse de ces engins est suffisamment révélée par la facilité avec laquelle ils traversaient les murs de nos casemates, murs de 2 à 3 mètres d'épaisseur. Aussi n'est-ce pas seulement par le danger de leur propre choc qu'ils étaient redoutables, mais encore par les corps solides, volumineux, qu'ils pouvaient mettre en mouvement dans leur parcours, et qui, devenant eux-mêmes des projectiles, augmentaient d'autant la sphère d'action des boulets. Une simple motte de terre, un caillou lancé par cet intermédiaire peut fort bien traverser les vêtements et faire contusion.

Mais, dans une forteresse, toutes dispositions sont

(1) J'ai puisé les quelques détails qui suivent dans les *Anales de l'Industrie*, que M. Gasne, lieutenant au 9e bataillon de la garde mobile, a obligeamment mises à ma disposition.

prises pour parer à cette sorte de danger, et le nombre des hommes atteints, relativement à celui des projectiles lancés, est infiniment faible. Ainsi, dans le fort de Vanves, on évalue à 30,000 le nombre des obus qui y sont tombés, et 158 hommes seulement ont été tués ou blessés, ce qui donne une proportion de 1 homme atteint pour 190 projectiles. En somme, en tenant compte des lésions multiples produites par les coups de casemate et des effondrements d'abris, dans cette dépense considérable de munitions faite par l'ennemi, il n'y a que 122 de leurs projectiles qui aient atteint les défenseurs du fort, c'est-à-dire 1/250e environ du nombre total. Cependant, il faut le reconnaître, relativement à l'effectif de la garnison, la proportion des hommes hors de combat est considérable, puisque, sur un effectif de 1,500 à 1,600 hommes, 158, c'est-à-dire 1/10 ont été frappés.

Le corps qui, par ses attributions spéciales, a fourni le plus grand nombre de victimes est celui des canonniers. La raison en est donnée par un auteur du xve siècle, dans ce style naïf et pittoresque que je ne résiste pas à la tentation de citer : «... Et sont les ennemis plus en grief sur luy que sur les aultres pour le voulloir détruire et occire à l'occasion des grands maux, déplaisirs et dommages qu'il leur faict de son dict mestier (1). »

Voici le tableau des blessés qui ont été apportés à l'infirmerie pendant le bombardement.

(1) Manuscrit 4653 de la Bibliothèque nationale.

NATURE DES LÉSIONS.		NOMBRE total des blessés.	MORTS sur le coup.	MORTS des suites.	AMPUTÉS
Tête	Commotion cérébrale, 1er degré	4			
	Commotion cérébrale, 2e degré	3			
	Commotion cérébrale, 3e degré	2	2		
	Contusion	3			
	Plaies simples	22		1	
	— avec fracture et enfoncement des os	5	3	1	
Face	Plaies simples	17			
	— avec perforation du globe de l'œil	1			
	— avec division du pavillon de l'oreille	1			
	— avec perte de dents et contusions en d'autres régions	1			
	— avec complication d'érysipèle	1			
	— avec enfoncement des os	3	3		
Poitrine	Contusion	5			
	Plaie simple	1			
	— avec fracture de côte	1			
	— avec fracture de côte et issue des viscères	1	1		
Dos	Contusion	5			
Ventre	Contusion	1			
	Plaie pénétrante avec issue et perforation des intestins	1	1		
Bassin	Plaie avec fracture et issue des viscères	1	1		
	Luxation de l'articulation sacro-iliaque	1		1	
Épaule	Contusion	3			
	Plaie contuse	4			
	Fracture comminutive des os de la région	1			
	Arrachement du membre supérieur	1	1		
Bras	Contusion	4			
	Plaie simple	1			
	Fracture simple	2			
	Fracture comminutive avec plaies graves dans d'autres régions	2		2	1
Coude	Plaie pénétrante avec fracture comminutive de l'humérus	1			1
Av.-bras	Plaies contuses, sans complications	6			
	Fracture de l'olécrane	1			
	— du radius	1			
	— de l'avant-bras	2			
Métacarpe et doigts	Contusions	2			
	Écrasement	1			
	Plaies contuses	7			
	Plaies articulaires	2			
Cuisse	Contusion	2			
	Fracture du fémur accompagnée de fracture d'un autre os	1			
	Plaies simples	9		1	
	— avec fracture comminutive et plaies d'autres régions	2		2	1
	— avec corps étranger	1		1	
Articulation du genou	Plaies pénétrantes	2			
A reporter		138	12	9	3

NATURE DES LÉSIONS.	NOMBRE total des blessés.	MORTS sur le coup.	MORTS des suites.	AMPUTÉS
Report	138	12	9	3
Jambe.. Contusions	6			
Jambe.. Plaies contuses	3			
Jambe.. Fracture du péroné	1			
Jambe.. Fracture comminutive des deux os	2			2
Articulation tibio-tarsienne.. Entorse	2			
Articulation tibio-tarsienne.. Plaie pénétrante avec fracture des malléoles	1			
Pied.... Contusion	7			
Pied.... Fracture comminutive de métatarsiens avec destruction des parties molles	1			
Contusions en général	2			
Morts dont la lésion est inconnue	10	8		
Total	173	20	9	5

§ 2. *Déductions pathologiques.* — I. Les blessures par projectiles d'artillerie n'ont pas, comme celles qui sont faites par des balles, des caractères nettement tranchés, qui les distinguent des lésions produites par les agents contondants ordinaires. Elles en diffèrent habituellement par l'intensité et la gravité des lésions ; mais, dans bien des circonstances, il y a entre elles tant de points de similitude, qu'on ne peut dire si le blessé auquel on donne ses soins a été frappé par un éclat d'obus ou par un corps solide que celui-ci aurait mis en mouvement. Le plus souvent, le blessé lui-même est incapable de donner sous ce rapport des renseignements bien précis. On ne parle plus maintenant de la brûlure produite par ces engins ni de leur *vénénosité*, qu'Ambroise Paré a niée il y a déjà trois siècles. Cependant la comparaison des plaies d'armes à feu aux brûlures n'est pas aussi étrange qu'on serait tenté de le croire. Trois choses en effet caractérisent les brûlures : la formation d'une eschare, le travail éliminateur qui s'ensuit, la cicatrice vicieuse qui en résulte. Les plaies par armes à feu ne présentent-elles pas la même succession de phénomènes : mortification d'une plus ou moins grande quantité de tissus, qui sera forcément éliminée et suivie d'une perte de substance? Velpeau avait déjà fait ressortir cette analogie devant l'Académie de médecine.

II. Quant à la prétendue action toxique inhérente aux projectiles lancés par la poudre à canon, personne n'y croit plus et avec raison. Aucun de nos blessés n'a offert de signes d'intoxication.

Il faut cependant noter que la présence d'éclats d'obus dans les tissus vivants est beaucoup plus nuisible que celle des balles. Un de nos collègues en a été la victime, et son exemple restera douloureusement ineffaçable dans ma mémoire. Un fragment de fonte, long de 4 à 5 centimètres, large de 2, séjourna vingt-quatre heures dans sa cuisse, y détermina le sphacèle et un dégagement de gaz putrides ; le blessé mourut au bout de sept jours. M. le Dr Chenu a donné la raison de faits semblables : « Il est nécessaire, dit-il, de ne pas tarder à les extraire (les éclats de bombe ou d'obus restés dans les tissus), car, après quelques heures de séjour, il se développe dans la plaie de l'hydrogène sulfuré très-nuisible aux suites de ces blessures (1). »

Quiconque a pu constater l'insupportable fétidité

(1) Chenu. *De l'art d'économiser la vie humaine*, pages 215-216.

qu'exhalent certains obus, après avoir éclaté, sera frappé de la justesse de cette observation.

III. Il est incontestable que les perfectionnements apportés à l'artillerie dans le cours de ces dernières années ont eu pour résultat quelques modifications dans les effets de ces armes sur les hommes vivants. Ces modifications portent, non sur des caractères essentiels, mais sur des points de détail qui ne laissent pas d'avoir une certaine importance au point de vue du traitement. La substitution des boulets creux aux boulets pleins, et de la forme cylindro-conique à la forme sphérique, nous évite de voir aussi fréquemment de nos jours ces broiements des membres sans solution de continuité de la peau, effets qu'on attribuait au vent du boulet. Maintenant que les surfaces ne sont plus régulièrement sphériques et présentent toujours un plus ou moins grand nombre de saillies, la plupart des contusions résultant de leur choc sont accompagnées de plaies, qui ne semblent plus permettre l'hypothèse des effets meurtriers du vent du boulet.

Mais si cette hypothèse, contraire aux lois de la physique, est inadmissible, voici un fait qui me paraît ne pouvoir être attribué qu'au dégagement de gaz produit par l'explosion de la charge d'éclatement du projectile.

Obs. VIII. — Le sieur Laurent, sergent au 9e bataillon de la garde mobile, faisant le service d'artilleur auxiliaire, était en train de pointer une pièce, le 21 janvier, lorsqu'un obus, tombant sur cette même pièce, éclata à moins d'un mètre du pointeur et blessa grièvement un des servants. Laurent, se sentant atteint, vint se faire panser à l'infirmerie. Il avait toute la moitié gauche de la face ensanglantée et bigarrée par un pointillé de grains de poudre qui s'étaient incrustés sous la peau. Heureusement pour lui, l'œil était intact; une goutte de sang, provenant du conduit auditif externe, coulait au-devant du lobule. Le blessé, très-ému, donnait des renseignements très-vagues sur les diverses circonstances de son accident; comme le sens de l'ouïe semblait intact, je n'attachai pas d'importance au sang provenant de l'oreille et l'attribuai à quelques grains de poudre incrustés à l'entrée du conduit auditif. Après des lotions prolongées d'eau fraîche, le blessé retourna immédiatement au rempart et essaya de reprendre son service, ce qui lui fut impossible. La douleur causée par ce nombre infini de petites piqûres, le gonflement de la face et l'écoulement de sang par l'oreille, qui persistait quoique peu abondant, le forcèrent à rentrer dans sa casemate.

Il resta ainsi sept jours, faisant des injections émollientes dans l'oreille et obturant constamment le conduit avec du coton, mais l'écoulement de pus avait succédé à celui du sang et le blessé n'entendait plus que très-imparfaitement. L'inflammation paraissait d'ailleurs être restée superficielle et ne pas s'être propagée à l'oreille moyenne, car je n'ai jamais constaté la crépitation donnée comme signe caractéristique de l'otite interne. Le 28 janvier, je l'envoyai à l'hôpital où il ne resta qu'un jour, préférant se soigner chez lui, ainsi que la plupart des hommes du bataillon, après l'évacuation du fort. Je le revis chaque jour à l'appel pendant le mois de février; il ne restait plus de traces de gonflement à la face, l'otorrhée avait cessé, mais l'ouïe n'était pas revenue. Le blessé, qui avait eu, dans son enfance, une rupture du tympan de l'autre oreille, se rappelait avoir éprouvé alors le même ensemble de phénomènes que ceux dont il souffrait, et il en concluait que cette fois aussi, il avait le tympan brisé. La persistance de l'obtusion de l'ouïe, après la cessation de tout accident inflammatoire, justifie cette hypothèse. Or, cette lésion ne peut être attribuée, dans le cas présent, qu'à deux choses : au choc produit par les gaz résultant de la conflagration de la poudre de l'obus et aux vibrations imprimées à l'air par l'explosion.

Les exemples de lésions produites par le simple ébranlement des gaz dans les cas d'explosion ne sont d'ailleurs pas très-rares. Les auteurs des traités de médecine légale attirent l'attention sur les dégâts formidables que l'on observe chez les hommes qui se sont suicidés par un coup de pistolet dans la bouche : le voile du palais, les parties molles sont déchirés, souvent même les maxillaires et les palatins fracturés comminutivement ; toutes ces lésions ne peuvent pas être attribuées à la balle qui est très-petite ; le dégagement des gaz de la poudre en est la cause. Ce n'est donc pas l'air que déplace le projectile qu'il faut accuser, mais les gaz que développe l'agent projetant.

IV. Comme on pouvait le prévoir, l'accroissement de la portée et du volume des obus a rendu beaucoup plus violente la commotion qu'ils produisent sur les blessés. Cette commotion, qui a toujours attiré l'attention des chirurgiens militaires, offre quelques caractères qui la distinguent de la commotion produite par les agents contondants ordinaires. L'intelligence est en général à peu près conservée, le malade répond volontiers aux questions qu'on lui adresse, mais il est absorbé et reste dans l'immobilité. Quelquefois la voix est voilée ou même complétement éteinte, et l'on voit que le blessé est obligé de faire des efforts pour s'exprimer.

Non-seulement ceux qui avaient été frappés à la tête présentaient ce genre de commotion, mais tous ceux qui avaient reçu des blessures graves à d'autres parties du corps. Ainsi le capitaine atteint par une balle de fusil de rempart, et dont nous avons donné l'observation précédemment, était tombé dans un état de prostration extrême. En voici un second exemple :

Obs. IX. — L..., canonnier, fut atteint le 19 janvier, à 9 heures du matin, par un éclat d'obus; le projectile frappa la partie postérieure du corps assez violemment pour produire une luxation sacro-iliaque du côté gauche avec fracture de l'os iliaque et épanchement de sang veineux qui occupait toute la région et avait complétement effacé le pli de la fesse. Malgré des désordres aussi considérables, on ne put constater aucun signe de compression des organes pelviens ou des nerfs du plexus sacré : pas de rétention ni d'émission involontaire de l'urine ni des matières fécales, pas de douleurs dans le bas-ventre, pas de paraplégie. Toutefois, le blessé était tombé dans un état de prostration extrême : pâleur, pouls filiforme; il ne pouvait parler qu'à voix basse, était presque incapable de se remuer; il demandait souvent à être changé de position parce qu'il se trouvait mal à l'aise dans toutes les attitudes, mais il avait trop d'apathie et de faiblesse pour se mouvoir lui-même. Il mourut à six heures du soir, sans être sorti de cet état de stupeur et de prostration.

Un épiphénomène de la commotion, signalé par Jobert (de Lamballe) en 1833, et que j'ai observé une fois, est une douleur épigastrique avec sensibilité à la pression de toute la paroi abdominale. Le blessé qui a présenté cette particularité avait été frappé à la tête, dans sa casemate, et présentait une petite plaie contuse au front. Il se plaignait toujours de l'épigastre où je ne trouvais aucune trace de lésion. Blessé le 7 janvier, envoyé à l'hôpital le jour même, il en sortit le 27 février, parfaitement guéri.

Naturellement, plus la puissance des engins de destruction s'accroîtra, plus la commotion sera fréquente et intense. Elle n'est pas toujours très-apparente au premier moment, parce qu'elle est masquée par les phénomènes plus urgents de la blessure, mais elle se révèle davantage lorsque les accidents inflammatoires se sont apaisés. En voici un exemple :

Obs. X. — D..., garde mobile au 9e bataillon de la garde mobile, d'un tempérament lymphatique, fut blessé dans sa casemate, le 5 janvier. Il avait une plaie contuse à la nuque et une autre à la main droite, avec épanchement de sang assez abondant et ecchymose très-foncée. Les parties molles étaient seules intéressées. Ces deux plaies paraissaient peu graves; le blessé, bien qu'étourdi, avait conservé sa présence d'esprit et répondait bien aux questions qui lui étaient adressées. Il fut lavé et pansé à l'eau froide aussitôt après l'accident, puis envoyé à l'hôpital. Ses plaies se cicatrisèrent rapidement, mais le blessé conserva longtemps de la céphalalgie avec obnubilation et rougeur de la face; sa démarche était légèrement titubante et il ne pouvait se livrer facilement à des occupations intellectuelles. L'application de vésicatoires sur les tempes le soulagea un peu, et il sortit de l'hôpital le 2 février. Mais il conserva jusqu'au mois de mars cet état d'hébètement, qui était évidemment le résultat de la commotion qu'il avait subie.

Obs. XI. — Un cas analogue s'est présenté sur un sergent du 139e de ligne, atteint, le 18 janvier, de légères plaies contuses à la tête et à la face lors de l'effondrement d'un abri par un obus. Quoique ses plaies fussent fort légères, il avait ressenti une telle commotion qu'il eut toutes les peines du monde à nous dire son nom. Il s'était mis à quatre pattes sur le brancard et serait resté longtemps dans cette position si on ne l'avait remué. La commotion se manifestait chez lui par la perte de toute spontanéité, une sorte d'oubli du besoin d'agir et de se remuer. Le lendemain, 19 janvier, cet état persistait encore, quoique moins accusé; le blessé avait une grande lenteur et un grand embarras dans les mouvements et pouvait à peine marcher.

Les opinions des auteurs ont varié sur la nature de cette complication si fréquente des plaies par armes à feu. Presque tous l'ont attribuée à la violence du choc, et c'est l'idée la plus naturelle. Guthrie croit qu'on en a beaucoup exagéré l'importance, et, se fondant sur ce qu'elle est plus prononcée dans les plaies de poitrine, l'attribue à une lésion profonde et cachée du poumon. Cette conclusion me semble moins légitime que les paroles suivantes du même auteur, citées par S. Cooper : « Je ne puis concevoir, dit Guthrie, que l'affection générale de l'économie dépende seulement du choc reçu, mais je la considère comme dépendant aussi de l'effet que la blessure peut avoir produit sur le système nerveux. » Il n'est pas étonnant, en effet, que le système nerveux soit fortement ébranlé par le choc de fragments de fonte pesant de 50 à 100 kilogrammes et animés d'une vitesse de 100 mètres par seconde. Ajoutons à cela les circonstances et les conditions morales dans lesquelles sont reçues de semblables blessures.

Il faut, au reste, distinguer deux choses dans les phénomènes de cet ordre : la stupeur locale et la commotion générale. La stupeur locale résulte, soit du choc direct, soit de la diminution ou de la cessation de l'innervation et de la circulation dans la partie frappée, elle est caractérisée alors par l'abaissement de température de la réigon, soit par l'obtusion locale de la sensibilité. La commotion générale atteint, non les nerfs périphériques, mais les centres nerveux cérébro-spinaux et grand sympathique; elle se caractérise par des troubles de l'intelligence et des troubles dans les actions réflexes. Ces troubles réflexes se traduisent par des douleurs vives, comme la douleur épigastrique signalée ci-dessus; ou par des vomissements, comme je l'ai constaté chez un officier d'artillerie de marine; ou par des modifications dans la circulation capillaire, comme chez le garde mobile sujet de l'observation précédente; ou par la surdi-mutité, comme chez un autre de nos blessés. C'est alors qu'un traitement interne devient indispensable, je reviendrai sur ce sujet.

V. Une particularité désespérante des blessures de guerre est le manque de relation qui existe entre l'aspect des lésions et la gravité de leur issue; j'ai déjà cité plusieurs accidents sérieux survenus à la suite de blessures légères. Par contre, il faut le reconnaître, des blessures, en apparence graves, guérissent avec une rapidité qui dément d'une façon fort heureuse un pronostic alarmant. Voici, entre autres, un cas remarquable de ce genre :

Obs. XII. — M. Sorel, lieutenant d'artillerie, âgé de 21 à 22 ans, fut frappé à la face par un éclat d'obus, le 15 janvier, alors qu'il était en train de pointer une pièce. La lèvre supérieure fut divisée dans toute sa hauteur et toute son épaisseur; toutes les dents canines et incisives du côté droit furent brisées ainsi que le bord alvéolaire du maxillaire inférieur, mais le corps de l'os n'avait pas souffert. M. le Dr Baquié fut obligé d'enlever avec la pince à dissection les débris des racines. Les tissus étaient violemment contus sur les bords de la plaie, de sorte que les artères coronaires ne donnèrent presque pas de sang, mais la lèvre était excessivement gonflée et la stupeur locale assez prononcée, car le blessé supporta sans donner de signes de douleur l'extraction des esquilles du maxillaire et des racines des dents. Ce n'était pas d'ailleurs sa seule blessure, il avait en même temps une plaie contuse légère à l'avant-bras gauche et une fracture de l'extrémité inférieure du radius droit.

M. le Dr Baquié appliqua immédiatement un pansement à l'eau froide sur le bras gauche, un appareil contentif sur le bras droit, et réunit les deux bords du bec-de-lièvre accidentel à l'aide d'une bande enduite de collodion, après quoi le blessé fut envoyé à l'ambulance de l'École polytechnique.

Après une suppuration de courte durée, la cicatrisation se fit sans entraves et sans élimination de parties mortifiées. Treize jours après l'accident, M. Sorel commençait à sortir. Je le rencontrai le 12 février, juste quatre semaines après l'accident, et trouvai sa plaie complétement fermée ; il restait une petite cicatrice linéaire tout à fait semblable à celle du bec-de-lièvre après opération. La lèvre était à peine déformée, ce qui doit tenir à ce que la bouche s'était portée en arrière, par suite de la perte de plusieurs dents. La physionomie du blessé semblait un peu vieillie, mais il n'était pas, à proprement parler, défiguré. La plaie du bras gauche était guérie, le bras droit était encore maintenu dans une écharpe.

Cette guérison rapide doit être attribuée aux soins intelligents dont le sujet a été l'objet, à sa bonne constitution, à la vascularité des tissus des lèvres et à la faible quantité de tissu cellulaire qu'elles renferment, et aussi à l'âge du blessé. Il faut faire une large part à l'âge dans le pronostic des blessures et, sous ce rapport, les soldats sont en général dans d'excellentes conditions.

VI. On lit dans la plupart des auteurs que les plaies par armes à feu donnent généralement peu de sang ; telle est l'opinion de M. Nélaton. S. Cooper va plus loin, et cite un homme qui ayant eu la jambe emportée par un boulet, fut amputé par Thomsom au-dessus du genou, et chez lequel le moignon donna si peu de sang qu'on ne fut pas obligé de lier les artères. Ce fait, que je ne révoque pas en doute parce qu'il est attesté par des auteurs aussi sérieux que S. Cooper et Thomson, me paraît tout à fait exceptionnel. On peut admettre que les gros troncs vasculaires sont rarement rompus parce qu'ils fuient au-devant du projectile et se placent sur le côté; mais il n'en est pas toujours de même des artères superficielles et d'un petit calibre. L'hémorrhagie primitive est plus redoutable et plus redoutée que ne le pensent certains auteurs. La preuve en est dans le luxe d'agents hémostatiques préconisés dès le début de la guerre. Déjà en 1859, Blandin disait à l'Académie de médecine : « L'hémorrhagie primitive est un fait constant chez les individus atteints par un coup de feu, lorsqu'un vaisseau d'une certaine importance a été blessé ; mais cette hémorrhagie, pour des raisons semblables à celles qui ont été notées depuis longtemps dans les plaies par arrachement, s'arrête avec facilité. »

Les exemples qui suivent, tout en confirmant l'assertion de Blandin, démontrent que l'arrêt de l'hémorrhagie présente parfois de réelles difficultés.

Obs. XIII. — G..., canonnier, fut frappé le 19 janvier au genou droit par un éclat d'obus. Il eut une plaie pénétrante du côté externe de l'articulation fémoro-tibiale, avec fracture comminutive de l'extrémité supérieure du tibia. Les artères articulaires entamées donnèrent lieu à une hémorrhagie d'autant plus inquiétante que les vaisseaux, s'étant contractés, étaient dissimulés par les fibres musculaires environnantes et qu'on ne pouvait les saisir. Le sang était rutilant, mais ne s'échappait pas en jet, il s'étalait en nappe et remplissait constamment le fond de la plaie. L'amadou et le perchlorure de fer restèrent impuissants. M. le Dr Baquié recourut alors à la compression digitale. Mes collègues et moi, nous nous mîmes à comprimer la fémorale sur l'arcade pubienne depuis dix heures du soir jusqu'au lendemain sept heures du matin, où nous reconnûmes que l'écoulement de sang était complétement arrêté et ne se renouvelait pas lorsqu'on cessait la compression.

Obs. XIV. — T..., soldat du 139e de ligne, fut atteint le 21 janvier par un éclat d'obus qui lui fit une plaie pénétrante de l'articulation tibio-tarsienne compliquée de diastasis avec fracture comminutive de la malléole externe et fracture simple de la malléole interne. Quelques artérioles ouvertes fournirent une hémorrhagie très-difficile à arrêter; elle céda cependant à l'amadou et au perchlorure de fer, mais il fallut surveiller le blessé pendant plusieurs heures avant de constater que le sang était complétement arrêté.

Obs. XV. — Petit, garde mobile du 9e bataillon de la Seine, eut, le 5 janvier, le bras presque emporté par un éclat d'obus: l'humérus était fracturé comminutivement et le fragment supérieur, qui représentait le col chirurgical, était complétement dénudé; le membre ne tenait plus à l'épaule que par un large lambeau interne, qui comprenait les gros vaisseaux et les troncs nerveux émanant du plexus brachial.. Nous n'eûmes que le temps de lui faire un pansement provisoire parce qu'on amenait en même temps à l'infirmerie une vingtaine de blessés, dont plusieurs mourants. Ce malheureux eut une perte de sang considérable, très-difficile à maîtriser par l'amadou et le perchlorure de fer. Le jet n'était pas volumineux, mais incessant, et le sang s'écoulait jusqu'à terre le long des matelas.

Les trois cas que je viens de citer sont des plaies d'articulations ou des parties molles qui les entourent. Ce genre de plaies est-il plus fréquemment que d'autres accompagné d'hémorrhagie? Oui, sans doute. Les grandes articulations sont en effet entourées d'un cercle artériel qui rend très-vasculaires les parties molles environnantes. De plus, les extrémités de ces os forment des plans résistants, en général superficiels, qui empêchent les vaisseaux de fuir devant la pression du projectile, et les fragments osseux eux-mêmes peuvent déchirer les artères et provoquer l'hémorrhagie.

VII. — La rupture des grosses veines est beaucoup plus commune que celle des artères, et les veines sont souvent rompues sans qu'il y ait solution de continuité de la peau. C'est alors que le sang s'épanche au loin dans les tissus et déforme quelquefois une région tout entière. Plusieurs de nos blessés ont présenté ce phénomène, et ils me rappelaient le principe suivant, que Jarjavay, l'un de mes premiers maîtres, nous répétait souvent dans ses leçons orales : « Le sang veineux est essentiellement migrateur, le sang artériel ne l'est pas. Si donc vous êtes en présence d'un épanchement sanguin avec ecchymose diffuse, vous pouvez être sûr qu'il est le résultat de la rupture de vaisseaux veineux et non d'artères. »

Les faits suivants confirment le principe posé par Jarjavay.

Obs. XVI. — Nivès, matelot, reçut, le 19 janvier, un éclat d'obus qui lui fit une petite plaie contuse à l'épaule gauche. Le derme même n'était pas divisé, l'épiderme seul était entamé au niveau de l'épine de l'omoplate, mais d'autres signes indiquaient que la contusion était très-violente et les lésions profondes : un épanchement veineux soulevait les téguments de toute la région et la déformait complétement, depuis la base du cou jusqu'au moignon de l'épaule, au sommet de la poitrine et au dos. Ce vaste épanchement donnait aux téguments une teinte ecchymotique très-prononcée et rendait l'exploration difficile. Il fut impossible, au premier examen, de vérifier si les os étaient lésés. Comme les mouvements actifs du bras, quoique douloureux, étaient conservés dans une certaine mesure, je crus pouvoir espérer qu'aucun os n'était fracturé. Mais j'ai revu le blessé à l'hôpital de la Charité, le 4 mars, et il était loin de la guérison : on trouvait sur l'épine de l'omoplate deux îlots de bourgeons charnus, indiquant que les plaies, en apparence si insignifiantes le premier jour, avaient été suivies d'une perte de substance assez considérable. L'une d'elles laissait couler un pus séreux et abondant. Il est donc probable qu'un point de l'omoplate était atteint de carie, mais l'articulation scapulo-humérale restait intacte. L'épanchement sanguin se trouvait complétement résorbé.

OBS. XVII.—B..., sergent du 139e de ligne, reçut, le 5 janvier, à la partie interne de la cuisse, au-dessus du genou, un éclat d'obus qui ne causa qu'une violente contusion, sans fracture ni plaie; mais une énorme bosse sanguine, du volume des deux poings, se développa immédiatement sur la région et rendit la marche impossible. Le malade fut transporté à l'une des ambulances de la Presse et en sortit guéri dans les derniers jours de février.

L'artilleur atteint de luxation sacro-iliaque, qui fait le sujet de l'observation IX, avait aussi un épanchement de sang veineux considérable, qui occupait toute la fosse iliaque externe et la fesse gauches. Je crois même que la soustraction d'une si grande quantité de sang à la circulation était, en grande partie, la cause de sa faiblesse et de sa prostration.

Ces épanchements veineux se résorbent avec une assez grande rapidité.

Ici se termine l'ensemble des faits et des réflexions pathologiques que je me proposais de soumettre à mes juges. En résumé, ils confirment les principes admis de nos jours sur les plaies par armes à feu. Ces plaies diffèrent des plaies contuses ordinaires ou des plaies par arrachement, moins par leur nature que par leur intensité et par les circonstances dans lesquelles elles sont produites. Elles se caractérisent par la mortification d'une partie des tissus, mortification qui les accompagne constamment, et, sous ce rapport, elles ne sont pas sans analogie avec les brûlures. La plupart de leurs accidents consécutifs ou de leurs complications résultent des conditions hygiéniques dans lesquelles se trouvent les blessés. C'est à cause de ces conditions, malheureusement difficiles à éviter, que les blessures de guerre ont une terminaison si souvent funeste. Toutefois, les récents progrès de la chirurgie, la construction plus rationnelle et la ventilation plus parfaite des hôpitaux et des ambulances, tendent à faciliter de plus en plus la guérison de ces plaies.

CONSIDÉRATIONS THÉRAPEUTIQUES.

La commotion générale produite par les armes de guerre, en compliquant la lésion locale, devient le point de départ des symptômes connus sous le nom de *traumatisme*. Il ressort de cette double condition la nécessité pour le chirurgien de tenir compte, au point de vue du traitement, non-seulement de la lésion, mais encore de l'état général.

Le premier soin doit être de panser convenablement le malade, en se guidant sur les nécessités matérielles de la blessure. Y a-t-il hémorrhagie, on doit l'arrêter par l'application des moyens hémostatiques, compression ou ligature, et l'on ne doit placer le bandage que si l'on est assuré que les vaisseaux ne laissent pas perdre de sang.

Y a-t-il fracture des os? Il est nécessaire de faire la réduction, et de maintenir les fragments par un appareil convenable. On ne doit pas oublier, en effet, que tout blessé apporté dans une ambulance volante ou à l'infirmerie d'un fort ne peut y rester ; il ne fait, dans les deux cas, qu'un séjour temporaire, à la suite duquel il lui faudra parcourir un trajet plus ou moins long, tantôt sur un cacolet, tantôt dans une voiture d'ambulance, et l'on sait combien notre matériel laisse à désirer. Il importe donc d'assurer autant que possible l'immobilité des fragments osseux pour éviter les douleurs et les accidents consécutifs, toujours plus redoutables pour une fracture quand les extrémités osseuses ont pu lacérer les tissus ou seulement les irriter.

Ici se place une question importante : convient-il d'opérer un blessé au moment où il vient d'être atteint? Je crois qu'il faut, autant que possible, quand l'opération doit être importante, la reculer jusqu'au moment où le sujet est arrivé à l'hôpital ou à l'ambulance fixe.

Ce précepte, sans doute, est relatif à l'opération qu'il est utile de pratiquer. Si l'on doit chercher à extraire sans délai les balles et les fragments d'obus, s'il est utile d'opérer les débridements quand le gonflement des tissus peut, en se développant, amener des étranglements redoutables, il convient d'être sobre des amputations immédiates.

Il ne faut pas cependant les repousser d'une façon absolue. Tel malade qui a une fracture comminutive que nul appareil ne peut contenir, tel autre dont les artères sont dilacérées au point que l'hémorrhagie résiste à tous les moyens, devront être amputés sans délai. Pour les autres, il sera plus sage d'attendre ; d'abord, afin de ne pas aggraver leur état de commotion et d'épuisement par une nouvelle action traumatique, ensuite, parce qu'à la suite d'une grande opération, le repos est nécessaire et que le transfert de l'opéré serait, pour ce dernier, une épreuve à joindre à toutes les autres.

C'est en se conformant à ce principe, qu'au fort de Vanves, M. le Dr Baquié n'a pratiqué que trois amputations sur 159 blessés, et que trois autres ont été faites à l'hôpital, de vingt-quatre à trente-six heures après l'accident.

Une dernière raison doit faire éloigner l'amputation

immédiate, c'est la possibilité de la conservation d'un membre qu'on croyait, au moment de la blessure, devoir être sacrifié. Or la chirurgie conservatrice a fait de trop grands progrès dans l'opinion, pour que le chirurgien placé en première ligne ne doive pas, quand il le peut, ménager les chances de son application.

Ce que j'ai dit de l'amputation immédiate s'applique mieux encore à la résection. Celle-ci, sans doute, est une conquête, puisqu'elle conserve un membre, mutilé, il est vrai, mais encore utile; pour l'avenir, elle assure au blessé une ressource dont l'amputation le priverait à jamais. Cependant, cette opération, plus encore que l'amputation, nécessite l'immobilité et le repos, elle doit donc être laissée au chirurgien d'hôpital ou à celui de l'ambulance fixe.

Que le blessé soit ou non opéré, il est de toute nécessité d'appliquer un topique sur les plaies. L'eau froide est celui qui est généralement employé de nos jours; c'est à lui que nous avions presque toujours recours au fort de Vanves. Doublet, contemporain d'Ambroise Paré, s'en contentait, et, plus tard, en 1826, S. Cooper la conseillait aux chirurgiens; M. Legouest, dans ses écrits, M. le professeur Verneuil, dans ses conférences, l'ont recommandée également.

Certes, l'eau froide est un topique des plus utiles en campagne, et parce qu'on la trouve partout et parce que la réfrigération qu'elle produit a sur les plaies un heureux effet. Moyen populaire par excellence, elle est acceptée aujourd'hui par les savants.

Tous les chirurgiens, cependant, ne s'y arrêtent pas d'une manière exclusive : les uns ajoutent de l'alcool, en vue de prévenir la gangrène et la pourriture d'hôpital;

d'autres, dont le nombre s'accroît chaque jour, additionnent l'eau de teinture d'arnica.

La réputation de l'arnica est déjà ancienne, car Meisner lui donnait, dès 1736 (1), le titre de *panacea lapsorum*, et cette plante tint toujours une place parmi les vulnéraires. Fort oubliée en France sous l'influence de l'école physiologique, elle fut remise en honneur par l'école homœopathique, et, depuis le jour où Jourdan, membre de l'Académie de médecine, a donné la traduction de la Matière médicale de Hahnemann le nom de l'arnica n'a plus cessé d'attirer l'attention des praticiens.

L'emploi qui en a été fait, non-seulement par les homœopathes, mais par la plupart des chirurgiens, en établit plus que jamais la valeur thérapeutique. J'en citerai tout à l'heure un exemple, mais qu'on me permette d'abord une digression.

Cette thèse était rédigée, et je me proposais de la soumettre à mes juges lorsque l'insurrection du 18 mars éclata. La Faculté de médecine ayant été momentanément fermée à cette époque, force m'a été d'ajourner ma dernière épreuve à des temps plus heureux.

Je me fis alors un devoir de me mettre à la disposition du gouvernement, et je fus ainsi amené à prendre part, au milieu de l'armée française, à une seconde campagne comme chirurgien du bataillon des volontaires de Seine-et-Oise.

Les documents qu'il m'a été possible de recueillir soit pendant la formation de ce corps, soit lorsque nous fûmes envoyés aux avant-postes du bois de Boulogne,

(1) Mérat et Lens, *Dict. de mat. méd.*, t. Ier.

n'ont en rien modifié les conclusions que j'ai indiquées plus haut. Mais, blessé grièvement à l'assaut de Montmartre pendant que je pansais les soldats de ma première compagnie, je me fis porter à l'ambulance homœopathique des Ternes où je tenais à recevoir les soins de mon père et de ses collègues.

Là, comme dans les autres ambulances, les médecins employaient les moyens mécaniques indiqués par nos maîtres en chirurgie et qui sont destinés à remédier à la lésion locale, mais ils y ajoutaient des médicaments internes destinés à atteindre l'état général, le traumatisme, et à arrêter les complications à mesure qu'elles se présentaient.

Or voici ce que j'ai observé. Dans les premiers jours, trois médicaments étaient généralement administrés, l'*arnica*. l'*aconit* et le *quinquina*, chacun répondant à des indications précises :

1° L'*arnica* : il eut un effet rapide dans le cas suivant dont la gravité est évidente.

OBS. XVIII. — Auvinet, soldat au 54e de ligne, avait été apporté sur le même cacolet que moi. Il avait reçu le 23 mai, à la prise de Montmartre, une balle qui avait traversé les deux joues, étant entrée du côté gauche, au niveau du maxillaire supérieur et sortie à droite à l'angle que le corps du maxillaire inférieur forme avec sa branche ascendante; sept dents étaient brisées, et il a fallu les extraire successivement, les maxillaires étaient atteints, la langue était coupée dans toute sa largeur.

Dès le moment de la blessure, ce malheureux avait fait usage d'eau froide, et il continua à l'ambulance pendant la première partie de la soirée. Mais alors un gonflement énorme survint, la langue et toutes les parties molles de la bouche se tuméfièrent au point que le malade fut sur le point d'étouffer. Immédiatement, on substitua à l'eau simple un gargarisme composé d'eau avec addition de 2 grammes de teinture-mère d'arnica par 200 grammes de véhicule. Auvinet en tint continuellement dans la bouche, essayant d'en avaler quelques gouttes. Cette opération n'était pas facile à cause de la dilacération des parties molles, mais la sœur, chargée du malade lui vint en aide.

A peine l'eau arniquée eut-elle été employée depuis une demi-heure que le gonflement diminua et que le malade put respirer. L'usage de ce topique fut continué pendant plusieurs jours, et, sous son influence, la cicatrisation de la langue et des joues marcha rapidement. Auvinet est maintenant guéri.

Chez les 22 blessés apportés le même jour à l'ambulance des Ternes, la plupart gravement atteints, et dont aucun n'est mort, les mêmes applications furent faites, et pour tous le bourgeonnement des plaies et leur cicatrisation ont suivi une marche bien plus rapide que je ne l'avais vu jusqu'alors. Il est donc impossible de méconnaître l'action directe, *spécifique*, comme l'aurait dit Sydenham, de l'arnica dans les blessures et dans les accidents traumatiques en général.

Quand on veut juger la valeur d'un agent thérapeutique, il est indispensable de se conformer, pour le mode et la durée de son emploi, aux règles que posent ceux qui le préconisent. Or, les médecins de la nouvelle école font usage de l'eau arniquée dans les premiers jours qui suivent l'accident; ils la suspendent en présence d'une inflammation trop vive ou d'une suppuration largement établie; ils s'en servent seulement alors pour laver la plaie, mais non plus comme application fixe.

Tout en se servant de l'arnica comme topique, on le donnait aussi à l'intérieur. 6 à 8 gouttes de teinture de ce médicament dans 120 grammes d'eau, administrés par cuillerées à bouche de trois en trois heures, formaient la potion le plus souvent prescrite au début et que l'on continuait jusqu'au moment du développement de la fièvre.

2° L'*aconit* : L'usage de cette plante, très-négligée après Stoerk et réexpérimentée par Hahnemann, tend, depuis ce dernier maître, à se propager de plus en plus. Aujourd'hui M. le professeur Nélaton recommande l'*aconit* même dans le traitement de la fièvre de suppuration.

Les médecins homœopathes ne vont pas aussi loin; ils réservent l'*aconit* pour les premiers jours de l'état fébrile et ne le continuent pas beaucoup plus de quarante-huit heures, car, ou la fièvre a cessé alors, et le médicament devient inutile, ou elle dure encore et, dans ce cas, le médicament est insuffisant et il faut le remplacer par un autre qui se trouve en rapport plus direct avec l'ensemble des symptômes présentés par le malade.

3° Le *quinquina* : Il a été plusieurs fois jugé utile dans les premières heures qui suivaient la blessure. Il s'adressait uniquement alors à la faiblesse consécutive à une hémorrhagie abondante. Dans ce cas, la teinture de quinquina, à la dose de 5 gouttes pour 200 grammes d'eau, mélange administré par cuillerées à bouche d'heure en heure, précédait l'arnica et l'aconit.

Bien d'autres substances ont été administrées plus tard, elles variaient en raison des complications qui se présentaient, en raison aussi des maladies antérieures. Indiquer tous ces agents dépasserait les limites imposées à cette thèse, je me borne donc aux trois premiers médicaments, seuls utiles au chirurgien d'avant-poste.

En résumé, celui-ci doit :

1° Choisir un mode de pansement parfaitement approprié au genre et à l'étendue de la blessure ;

2° Être sobre d'amputations immédiates ;

3° Préférer, comme topique, l'eau arniquée à tous les autres agents,

4° Chercher à modifier rapidement l'état général par des médicaments internes, parmi lesquels l'*arnica* le plus souvent, le *quinquina* à la suite d'abondantes hémorrhagies, l'*aconit* pour la fièvre de réaction, seront les plus utiles.

Le chirurgien interviendra directement ainsi dans le travail de réparation qu'il pourra soutenir et activer à l'aide des médicaments ; les ressources de la chirurgie et celles de la médecine se réuniront dans un effort commun et nous n'en serons plus réduits à limiter notre action à une opération bien faite ou à un pansement bien appliqué. Si Ambroise Paré, reconnaissant le peu de secours que les agents thérapeutiques prêtaient, de son temps, à la chirurgie, a pu dire : Je le pansai, Dieu le guérit, nous aurons plus de confiance encore et, pour guérir, nous ferons appel à toutes les ressources que la Providence met aux mains du médecin.

www.ingramcontent.com/pod-product-compliance
Ingram Content Group UK Ltd.
Pitfield, Milton Keynes, MK11 3LW, UK
UKHW021020200726
13857UKWH00004B/1502